Rafaela Reyes Garcia
Mabel Adela Perez Gonzalez
Ignasio Espinosa Perez

Programa educativo de controlo da gravidez na adolescência

Rafaela Reyes Garcia
Mabel Adela Perez Gonzalez
Ignasio Espinosa Perez

Programa educativo de controlo da gravidez na adolescência

Problema social, económico, escolar e psicológico

ScienciaScripts

Imprint

Any brand names and product names mentioned in this book are subject to trademark, brand or patent protection and are trademarks or registered trademarks of their respective holders. The use of brand names, product names, common names, trade names, product descriptions etc. even without a particular marking in this work is in no way to be construed to mean that such names may be regarded as unrestricted in respect of trademark and brand protection legislation and could thus be used by anyone.

Cover image: www.ingimage.com

This book is a translation from the original published under ISBN 978-620-2-14921-1.

Publisher:
Sciencia Scripts
is a trademark of
Dodo Books Indian Ocean Ltd. and OmniScriptum S.R.L publishing group

120 High Road, East Finchley, London, N2 9ED, United Kingdom
Str. Armeneasca 28/1, office 1, Chisinau MD-2012, Republic of Moldova, Europe
Printed at: see last page
ISBN: 978-620-7-88124-6

Conteúdo

Resumo

Introdução: A gravidez precoce na adolescência é uma preocupação mundial, especialmente para as nações em desenvolvimento. **Objetivo**: Determinar a eficácia de um programa educacional em adolescentes para o controle de fatores de risco modificáveis associados à gravidez na adolescência na Clínica Médica Esperanza # 5 no período de fevereiro de 2020 a fevereiro de 2022. **Métodos:** Foi realizado um estudo de intervenção longitudinal quase experimental sem grupo de controle, prospectivamente na Clínica Médica da Família nº 5 da policlínica Mario Muñoz Monroy na cidade de Esperanza. 35 adolescentes do sexo feminino. População 35 pacientes e amostra 24. **Resultados:** Há um predomínio significativo de pacientes na fase tardia da adolescência, 54,2%, 79,2% das adolescentes com nível pré-universitário, 79,2%, primeiras relações sexuais, jovens de 15 anos (45,8%) e parceiros coabitantes (29,2%), sem abortos (58%), dificuldades económicas (17%), sem história familiar (54,1%), sem infecções sexualmente transmissíveis (75%), os factores que foram modificados foram: consumo de álcool, função familiar, função familiar, uso de álcool, alcoolismo, alcoolismo, alcoolismo, alcoolismo, alcoolismo, alcoolismo, função familiar, alcoolismo, alcoolismo, alcoolismo, alcoolismo, alcoolismo, alcoolismo, alcoolismo, alcoolismo, alcoolismo, alcoolismo, alcoolismo, alcoolismo, alcoolismo, função familiar, função familiar, alcoolismo, função familiar, função familiar, função familiar, função familiar, função familiar: consumo de álcool, função familiar, uso de contraceptivos e mudanças muito significativas no nível de informação foram modificados positivamente **Conclusões**: O programa educativo proposto é eficaz.
Palavras-chave: gravidez na adolescência, factores de risco, programa educativo

1 INTRODUÇÃO

A gravidez precoce na adolescência é uma preocupação mundial, especialmente nos países em desenvolvimento. As consequências da gravidez afectam os adolescentes e as suas famílias, que a vivem frequentemente como um conflito. Para os pais adolescentes, as consequências manifestam-se a nível social, económico, educativo e psicológico, como o aumento do stress e a maior frequência de perturbações emocionais, o trabalho em vez dos estudos, o abandono progressivo dos amigos e do tempo de lazer, bem como a assunção de um novo papel e a necessidade de agir como um adulto (1, 2).

A gravidez na adolescência é considerada uma crise de desenvolvimento não-normativa de natureza mista, uma vez que aumenta as situações de stress e desorganiza a vida do sujeito, mas para os adolescentes também pode significar uma razão para viver, para mudar o seu comportamento, para se tornarem mais responsáveis, tornando-se uma motivação para lutar e seguir em frente. A gravidez na adolescência continua a ser um dos principais factores que contribuem para a mortalidade materna e infantil, bem como para o ciclo da doença e da pobreza (3).

Os principais objectivos dos cuidados globais para os adolescentes devem ser alcançar o seu desenvolvimento global máximo, contribuir para a sua educação adequada e detetar precocemente quaisquer perturbações ou doenças ocultas. O conhecimento e a gestão dos factores de risco (incluindo a deteção precoce de circunstâncias como a gravidez) são importantes (2).

Foi assinalada a importância das condições sociais, culturais e económicas associadas à gravidez na adolescência, incluindo o casamento precoce, a baixa escolaridade dos pais e dos adolescentes, a privação e o abuso sexual, que contribuem para perpetuar o ciclo da pobreza. Além disso, a falta de acesso a serviços de saúde e a métodos contraceptivos constitui um obstáculo importante à prevenção da gravidez na adolescência (1).

No México, a Estratégia Nacional para a Prevenção da Gravidez na Adolescência (ENAPEA) foi implementada com cinco níveis de intervenção: influenciar os determinantes sociais, melhorar o contexto para tomar decisões saudáveis, educação sexual abrangente, acesso efetivo a métodos contraceptivos e intervenções clínicas eficazes. (4)

Por outro lado, o Instituto Mexicano de Segurança Social (IMSS) desenvolveu estratégias de educação para a saúde sexual e reprodutiva através do programa JUVENIMSS. No entanto, a taxa de fecundidade na adolescência (TFA) não diminuiu significativamente nos últimos anos e o México ocupa o primeiro lugar em matéria de gravidez na adolescência entre os países membros da Organização de Cooperação e de Desenvolvimento Económicos (OCDE). (5)

A nível mundial, dos 300 milhões de mulheres adolescentes, cerca de 16 milhões dão à luz todos os anos, o que representa um em cada dez nascimentos. A gravidez na adolescência é um problema social e de saúde a nível mundial. Em 2015, segundo a Organização Mundial da Saúde (OMS), ocorreram 303.000 mortes maternas no mundo, das quais 7.900 foram nas Américas, onde a mãe adolescente contribui consideravelmente para essa mortalidade, que é influenciada pela região onde ela vive; em uma adolescente de 15 anos, a taxa de mortalidade é de 1 em

4.900 nos países desenvolvidos, e 1 em 180 nos países em desenvolvimento. A taxa de fecundidade na adolescência entre as jovens dos 10 aos 14 anos era de 1,5 nascimentos por 1 000 raparigas/adolescentes, o que significa entre 6 e 7 nascimentos por dia (OMS, 2018). Dos países europeus, a Inglaterra tem a maior incidência, cerca de 9 000 adolescentes engravidam, enquanto em Espanha se registam 18 000 gravidezes por ano neste grupo etário(4, 6, 7).

A América Latina e as Caraíbas são uma das regiões onde os nascimentos de raparigas com menos de 15 anos estão a aumentar e espera-se que continuem a aumentar ligeiramente até 2030. Em 2015, havia 107 milhões de raparigas e adolescentes na região da América Latina e das Caraíbas, o que corresponde a 17% da população total da região. O Brasil tem a maior população de raparigas e adolescentes, seguido do México e da Colômbia. Todos os anos nascem dois milhões de crianças de mães com idades compreendidas entre os 15 e os 19 anos na América Latina e nas Caraíbas. Esta é a segunda região do mundo com a taxa de fecundidade específica mais elevada, 61 por 1 000 mulheres com idades compreendidas entre os 15 e os 19 anos (2015-2020), precedida por 109 por 1 000 na África Subsariana (8, 9).

Os países mais significativos das Américas são a Colômbia (2017), com uma taxa de fecundidade de 61,11; a Argentina, com 53,1; e a Costa Rica (2018), com uma taxa de fecundidade de 48,3 (5, 10).

Olhando para Cuba em particular (2019), a população na fase da adolescência está próxima de mais de 1,5 milhões de pessoas, ou seja, quase 11%. Em 2019, a taxa de fecundidade das mulheres de 15 a 19 anos foi de 52,3 por 1.000 mulheres, e em Villa Clara foi de 52 por 1.000 mulheres. No município de Ranchuelo, Villa Clara, no final de 2018, o número de adolescentes grávidas que deram à luz foi de 40. De acordo com o Departamento de Estatísticas Municipais, 110 foram submetidas à interrupção da gravidez, incluindo curetagem e regulação.(11)

Cuba realiza ações com o objetivo de prevenir a gravidez na adolescência, um exemplo disso é o estudo de intervenção realizado na Escola Básica Secundária Urbana Capitán Silverio Blanco Núñez, no município de Camagüey, no período de outubro de 2015 a fevereiro de 2016. Lá, uma vez identificadas as necessidades de aprendizagem, um sistema de ações educacionais foi projetado e posteriormente avaliado. Antes de aplicar a intervenção educativa, verificou-se que os adolescentes não tinham conhecimentos adequados sobre como prevenir a gravidez nesta idade; após a realização das acções, verificou-se que estes conhecimentos melhoraram Outro exemplo é a intervenção educativa realizada na Clínica # 17, Policlínica Guillermo González Polanco, em Guisa, de junho de 2016 a janeiro de 2017, onde os conhecimentos foram modificados com sucesso (12, 13).

Durante o período de janeiro a junho de 2018, no município de El Salvador, Guantánamo, foi realizada uma intervenção educativa com participação comunitária no complexo Reynaldo Castro. Antes da intervenção, as adolescentes tinham um baixo nível de conhecimento. Após a intervenção, o conhecimento foi aumentado em relação ao uso de contraceptivos, idade ideal para a gravidez, os principais riscos e complicações do aborto, para um nível geral de conhecimento de bom. (14)

A gravidez em idade precoce constitui atualmente um desafio importante. As consequências deste problema têm repercussões na qualidade de vida da jovem mãe e da sua família, e representam um risco significativo para a sua descendência. A comunidade não está isenta deste conflito e está, de alguma forma, envolvida no desfecho deste acontecimento dramático.(14) Os adolescentes são um grupo de alto risco, pois a sua maturação sexual avançada leva-os a procurar relações sexuais precoces. Isto expõe-nos a infecções sexualmente transmissíveis e a uma gravidez precoce, que geralmente ocorre devido à falta de uso de contraceptivos, e estão inadequadamente preparados para as relações sexuais. Atualmente, considera-se que nesta fase da vida ocorrem complexas alterações biológicas, psicológicas e sociais, o que torna cada vez mais necessário dedicar-lhe atenção.

A gravidez na adolescência é um problema de conflito social, económico, educacional e psicológico de magnitude considerável, tanto para os jovens como para os seus filhos, parceiros, família, comunidade e instituições como a Saúde Pública e a Educação. É um dos principais factores que contribuem para a mortalidade materna e infantil, perturbações psicológicas, entre outros. O médico de família, no âmbito da saúde pública em Cuba, desempenha um papel importante no cuidado dos adolescentes, além de contribuir para fomentar comportamentos sociais oportunos nos adolescentes e prestar cuidados nos aspetos físicos, emocionais e sociais que formam a personalidade.(15)

Na policlínica Mario Muñoz Monroy, na localidade de Esperanza e pertencente ao município de Ranchuelo, registou-se em 2018 um total de 70 gravidezes de adolescentes, das quais 61 foram submetidas a algum tipo de interrupção da gravidez e 9 chegaram a termo.

Na área de saúde correspondente à Clínica Médica Familiar (CMF) n.º 5 da Policlínica Mario Muñoz Monroy, nos últimos anos tem-se verificado um aumento de gravidezes nesta fase devido ao facto de a maioria das adolescentes não se proteger com nenhum método contracetivo, não ser controlada como risco pré-concecional, consumir álcool, bem como um nível de informação deficiente sobre o controlo adequado dos factores de risco modificáveis. Além disso, verificou-se que os factores de risco que causam este problema não são controlados pelo pessoal de saúde. Até agora, este ano, 19 adolescentes engravidaram e 16 delas foram submetidas a algum método de interrupção da gravidez, incluindo a regulação menstrual. Esta situação é preocupante tanto para a clínica como para a área de saúde correspondente, onde há adolescentes que já gestaram mais do que uma vez, daí a motivação para a realização desta investigação, colocando-se o seguinte **problema científico:**

Como melhorar o controlo dos factores de risco modificáveis associados à gravidez na adolescência no CMF # 5 de Esperanza de fevereiro de 2020 a fevereiro de 2022?

Hipótese: Um programa educativo para adolescentes pertencentes à Clínica Médica nº 5 da policlínica Mario Muñoz Monroy, na cidade de Esperanza, permitirá controlar os factores de risco modificáveis associados à gravidez na adolescência, tais como melhorar o nível de informação, o funcionamento familiar, o controlo do risco reprodutivo pré-concecional, reduzir o consumo de álcool, aumentar o uso de preservativos e outros métodos contraceptivos, manter a continuidade dos estudos e reduzir o aparecimento de doenças sexualmente transmissíveis, bem como reduzir a incidência das mesmas nos adolescentes estudados no período de fevereiro de 2020 a fevereiro de 2022.

2 OBJECTIVOS

OBJECTIVO GERAL:

- Determinar a eficácia de um programa educacional para adolescentes para controlar fatores de risco modificáveis associados à gravidez na adolescência na Clínica Médica Esperanza # 5 no período de fevereiro de 2020 a fevereiro de 2022.

OBJECTIVOS ESPECÍFICOS:

- Caracterizar a amostra de acordo com as variáveis epidemiológicas e sociais.
- Determinar o nível de conhecimentos sobre a gravidez na adolescência antes e depois do programa educativo.
- Estabelecer a relação entre a implementação do programa educativo e o controlo dos factores de risco modificáveis associados à gravidez na adolescência nas pacientes estudadas.

3 ENQUADRAMENTO TEÓRICO

A adolescência é definida como o período da vida entre os 10 e os 19 anos. É uma fase de transição para a idade adulta, de adaptação à independência social e económica e inclui o desenvolvimento da identidade. Para alguns autores, é a fase em que a criança se torna adulta, e onde as mudanças físicas e psicológicas ocorrem de forma acelerada. Entre as alterações biológicas mais importantes contam-se: o início da menstruação nas raparigas, a presença de espermatozóides nos rapazes, a maturação dos órgãos reprodutores e o atingir da maturidade sexual (6, 16-19).

De acordo com o exposto, será pertinente, em primeiro lugar, normalizar a adolescência; isto é, entre outras coisas, reconhecer as suas características, libertar os adolescentes de estereótipos e preconceitos, ser empático e compreensivo, mas exigente e capaz de os conter. E, em segundo lugar, assumir a responsabilidade que nos cabe, enquanto adultos, de acompanhar e orientar os processos formativos e de desenvolvimento dos adolescentes, num mundo em que a ciência e as várias disciplinas permitiram compreender as necessidades e os riscos desta fase do ciclo de vida. Desta forma, podemos contribuir para o desenvolvimento de adultos mentalmente saudáveis(20).

As fases da adolescência são: adolescência precoce, intermédia e tardia.

Início da adolescência (entre os 10 e os 14 anos de idade)

Durante esta fase, é frequente as crianças começarem a crescer mais depressa. Também começam a notar outras alterações corporais, incluindo o crescimento de pêlos nas axilas e na zona genital, e o desenvolvimento dos seios nas mulheres. Normalmente começa um a dois anos mais cedo nas raparigas do que nos rapazes, e pode ser normal que algumas alterações comecem logo aos 8 anos nas raparigas e aos 9 anos nos rapazes. Muitas raparigas têm a sua primeira menstruação por volta dos 12 anos, em média 2 a 3 anos após o início do desenvolvimento mamário.(18, 19)

Estas mudanças corporais podem gerar curiosidade e ansiedade em algumas pessoas, especialmente se não souberem o que esperar ou o que é normal. Algumas crianças também questionam a sua identidade de género nesta fase, e o início da puberdade pode ser um período difícil para as crianças transgénero (18, 19).

Os adolescentes mais novos têm ideias concretas e extremistas. As coisas são certas ou erradas, fantásticas ou terríveis, sem grandes nuances. Nesta fase, é normal que os jovens concentrem o seu pensamento em si próprios (o que designamos por "egocentrismo"). Neste contexto, os pré-adolescentes e os adolescentes mais novos sentem-se muitas vezes inseguros em relação à sua aparência e sentem que estão constantemente a ser julgados pelos seus pares(18, 19).

Os pré-adolescentes têm uma maior necessidade de privacidade. Podem começar a explorar formas de serem independentes da família. Neste processo, é provável que testem os limites e reajam fortemente se os pais ou tutores impuserem limites.

Adolescência média (15-16 anos)

As mudanças físicas que começaram na puberdade continuam durante a adolescência média. A maioria dos rapazes começa o seu "surto de crescimento" e continua as alterações relacionadas com a puberdade. Podem, por exemplo, ter uma voz rouca à medida que envelhecem. Alguns podem desenvolver acne. É provável que as mudanças físicas estejam quase completas no sexo feminino, e a maioria das raparigas já tem menstruação regular.(18, 19)

Nesta idade, muitos adolescentes começam a interessar-se por relações românticas e sexuais. Podem estar a questionar e a explorar a sua identidade sexual, o que pode ser stressante se não tiverem o apoio dos seus pares, da família ou da comunidade(18, 19).

Outra forma típica de os adolescentes de todos os géneros explorarem o sexo e a sexualidade é a auto-estimulação, também chamada masturbação.

Muitos jovens a meio da adolescência discutem mais com os pais porque lutam para ter mais independência. É provável que passem menos tempo com a família e mais tempo com os amigos. Preocupam-se muito com a sua aparência e a pressão dos pares pode atingir o auge nesta fase. O cérebro ainda está a mudar e a amadurecer nesta fase, mas ainda existem muitas diferenças entre o pensamento de um jovem a meio da adolescência e o de um adulto. Isto deve-se, em grande parte, ao facto de os lobos frontais serem a última área do cérebro a amadurecer; o desenvolvimento não está completo até uma pessoa ter vinte e poucos anos. Os lobos frontais desempenham um papel importante na coordenação de decisões complexas, no controlo dos impulsos e na capacidade de considerar várias opções e consequências. Os jovens de meados da adolescência são mais capazes de pensar de forma abstrata e de ter em mente o "quadro geral", mas ainda não têm a capacidade de o aplicar no momento. (18)

Final da adolescência (17-19 anos)

Os jovens no final da adolescência já completaram normalmente o seu desenvolvimento físico e atingiram a altura final que terão na idade adulta. Nesta idade, tendem a ter mais controlo sobre os seus impulsos e podem pesar melhor e com mais precisão os riscos e as recompensas.

Os adolescentes que se tornam jovens adultos têm agora um sentido mais forte da sua própria individualidade e conseguem identificar os seus próprios valores. Estão mais virados para o futuro e baseiam as suas decisões nas suas ilusões e ideais. As amizades e as relações amorosas tornam-se mais estáveis. Separam-se mais da família, tanto física como emocionalmente. No entanto, muitos restabelecem uma relação "adulta" com os pais, vendo-os como pares a quem pedem conselhos e com quem falam sobre assuntos sérios, e não como uma figura de autoridade. (18)

A fase **adolescente** do ciclo de vida é caracterizada por uma maior vulnerabilidade psicossocial, uma maior necessidade de regular os afectos e o comportamento através de objectivos próprios que são frequentemente diferentes dos objectivos fornecidos pelos adultos durante a infância (Steinberg, 2005, 2007). O aumento da assunção de riscos na adolescência tem sido explicado pelo frágil equilíbrio entre a procura de sensações e de novidades, especialmente a partir do início **da adolescência**, e a capacidade de autorregulação, que ainda é imatura e só se desenvolve plenamente no início da adolescência (Steinberg, 2005).

A nível mundial, a gravidez na adolescência continua a ser um obstáculo à melhoria do estatuto educativo, económico e social das mulheres (21, 22).

Trata-se de um grave problema de saúde reconhecido pela Organização Mundial de Saúde (OMS) e pela comunidade internacional, como o demonstram as estatísticas alarmantes publicadas a nível mundial:(21)

- A taxa global de gravidez na adolescência está estimada em 46 nascimentos por cada 1.000 raparigas, enquanto as taxas de gravidez na adolescência na América Latina e nas Caraíbas continuam a ser as segundas mais elevadas do mundo, estimadas em 66,5 nascimentos por cada 1.000 raparigas com idades compreendidas entre os 15 e os 19 anos.
- Cerca de 16 milhões de raparigas entre os 15 e os 19 anos e aproximadamente 1 milhão de raparigas com menos de 15 anos dão à luz todos os anos.
- As complicações durante a gravidez e o parto são a segunda principal causa de morte entre as raparigas dos 15 aos 19 anos em todo o mundo.
- Os bebés nascidos de mães adolescentes correm um risco significativamente maior de morrer do que os bebés nascidos de mulheres com idades compreendidas entre os 20 e os 24 anos.
- Embora se tenha verificado um declínio significativo, embora desigual, das taxas de natalidade na adolescência ao longo das últimas três décadas, cerca de 11% de todos os nascimentos a nível mundial são ainda de raparigas com idades compreendidas entre os 15 e os 19 anos. A grande maioria destes nascimentos (95 por cento) ocorre em países de baixo e médio rendimento.
- O número de nascimentos de mães adolescentes aumenta para 16 milhões por ano a nível mundial
- Atualmente, a população mundial está estimada em 6090 milhões de habitantes, 17,5 % dos quais são indivíduos com idades compreendidas entre os 10 e os 19 anos; destes, 10 % engravidam, o que equivale a 10 % de todos os nascimentos a nível mundial. Isto significa que aproximadamente 16 milhões de mulheres com idades compreendidas entre os 10 e os 19 anos têm um parto todos os anos.(21)

A gravidez na adolescência é um fenómeno global com causas claramente conhecidas e graves consequências sanitárias, sociais e económicas para as pessoas em causa, as suas famílias e as comunidades. Existe consenso sobre as acções necessárias para a sua prevenção, baseadas em dados concretos. Existe um empenhamento crescente a nível mundial, regional e nacional na prevenção do casamento infantil e da gravidez e maternidade na adolescência. As organizações não governamentais têm estado na linha da frente da luta em vários países. Num número crescente de países, os governos estão a tomar a iniciativa de lançar programas em grande escala.(1)

Os estudos sobre os factores de risco e de proteção relacionados com a gravidez na adolescência nos países de rendimento médio-baixo indicam que os níveis tendem a ser mais elevados entre as pessoas com menos habilitações literárias ou com um estatuto económico baixo. Os progressos na redução dos primeiros nascimentos na adolescência têm sido particularmente lentos entre estes grupos vulneráveis, o que conduziu a uma desigualdade crescente(1, 7).

Factores que influenciam o número de gravidezes e nascimentos na adolescência(1).

- Em muitas sociedades, as raparigas são pressionadas a casar e a ter filhos. Em 2021, o número estimado de crianças noivas no mundo era de 650 milhões. Em muitos locais, as raparigas optam por engravidar porque as suas perspectivas de educação e emprego são fracas.

- Em muitos locais, os adolescentes não têm acesso fácil a métodos contraceptivos. Mesmo quando os conseguem obter, podem não ter os meios ou recursos para os pagar, bem como os conhecimentos sobre onde os obter e como os utilizar corretamente.

- As leis e políticas restritivas relativas ao fornecimento de contraceptivos com base na idade ou no estado civil constituem um obstáculo importante ao fornecimento e à utilização de contraceptivos entre os adolescentes. (7)

- Muitas vezes, este facto é combinado com o preconceito ou a falta de vontade do pessoal de saúde em reconhecer as necessidades de saúde sexual dos adolescentes.

- Estima-se que, em 2020, pelo menos 1 em cada 8 crianças em todo o mundo terá sido vítima de abuso sexual até aos 18 anos e que 1 em cada 20 raparigas entre os 15 e os 19 anos terá sido vítima de sexo forçado durante a sua vida(1, 7).

METODOLOGIA

Foi realizado um estudo de intervenção longitudinal quase experimental sem grupo de controlo, prospectivamente na Clínica Médica de Família #5 da policlínica Mario Muñoz Monroy na aldeia de Esperanza, pertencente ao município de Ranchuelo, no período de fevereiro de 2020 a fevereiro de 2022.

A população era constituída por 35 adolescentes do sexo feminino.

A amostra foi constituída por 24 adolescentes, 68,6% da população, seleccionados de forma intencional (não probabilística), que cumpriam os critérios de inclusão e exclusão.

Critérios de inclusão:

J Vontade de participar na investigação depois de lhe ter sido explicada a importância da mesma (consentimento informado, Anexo 1).

J Consentimento dos pais ou do tutor legal (Anexo 2).

J Adolescentes do sexo feminino da clínica médica n.º 5 da policlínica Mario Muñoz Monroy, na aldeia de Esperanza, município de Ranchuelo, que se encontravam na zona durante o período de estudo.

J Estar física e mentalmente apto para participar no estudo.

J Não ter estado envolvido em qualquer outra influência relacionada com o tema.

Critérios de exclusão

J Adolescentes que não querem participar no estudo.

J Adolescentes que estão fora da área durante o período de estudo.

J Não responder a todas as perguntas dos instrumentos de diagnóstico.

J - Participar em menos de 10 actividades de grupo.

Foram aplicados diferentes métodos, tanto teóricos como empíricos.

1. métodos a nível teórico:

Método histórico-lógico: O método histórico permitiu o estudo da trajetória real dos fenómenos o dos acontecimentos no decurso da sua história e o método lógico permitiu conhecer as leis gerais do funcionamento e do desenvolvimento dos fenómenos investigados.

Método analítico-sintético: Foi utilizado para a sistematização do estudo bibliográfico e para a interpretação dos resultados dos métodos empíricos.

Método indutivo-dedutivo: raciocínio indutivo e dedutivo, partindo da formulação de uma hipótese.

Método abstrato-concreto: permite encontrar associações entre variáveis.

2) Métodos de nível empírico:

Experiência: Tipo quase-experimental. As medições são efectuadas antes e depois da realização da intervenção educativa.

Revisão documental: Através da revisão de registos médicos e de inquéritos epidemiológicos arquivados, foram identificados factores de risco modificáveis associados à gravidez na adolescência, tendo a informação sido recolhida através de um modelo desenvolvido para o efeito.

Inquérito: Para a obtenção da informação, foi aplicado um inquérito para recolher as variáveis de interesse, as variáveis epidemiológicas (Anexo nº 3).

Além disso, foi aplicado um questionário para determinar as necessidades em termos do nível de informação sobre o tema da intervenção, antes e depois do programa educativo. Anexo 4.

O estudo consistiu em três fases:

Primeira fase: Planeamento e diagnóstico pedagógico.

Nesta fase, procedeu-se à caraterização dos adolescentes incluídos no estudo e à determinação das necessidades de intervenção, bem como à identificação dos principais factores de risco relacionados com o problema de saúde a investigar, através de um inquérito (Anexo #3). Foi ainda realizada uma revisão documental da História de Saúde Familiar (HFS) e da História Clínica Individual, que permitiu a identificação de factores de risco modificáveis e não modificáveis, bem como a caraterização do grupo de estudo através das variáveis. Foram efectuadas visitas às famílias dos adolescentes participantes no estudo, onde foi avaliado o funcionamento familiar de acordo com a dinâmica das relações familiares internas, através da aplicação do teste FF-SIL (Anexo 4).

Foi aplicado um questionário (Anexo 5) com perguntas de seleção para medir o conhecimento que os adolescentes têm sobre o tema a ser investigado. As questões foram adaptadas ao conteúdo temático e aos objectivos das oficinas, e foram enriquecidas com a consulta de questionários reportados na literatura nacional e internacional.

O questionário vale 100 pontos e cada item foi classificado em função do conteúdo do questionário. Cada aspeto do conteúdo foi analisado e aqueles que não atingiram 70% da pontuação total do teste foram avaliados como insuficientes. O teste de conhecimentos foi preenchido individualmente por cada adolescente. O corte inicial foi feito no primeiro encontro. A partir desse momento, iniciou-se a intervenção educativa, sendo a última na segunda fase da pesquisa.

Segunda fase: Implementação.

Com base nos factores de risco e nas necessidades de aprendizagem identificadas através da aplicação do questionário (Anexo 5), foi concebido um programa educativo que abrangia aspectos relacionados com os factores de risco modificáveis associados à gravidez na adolescência (Anexo 6).

Nesta fase, foram realizadas 11 reuniões, com uma duração de 60 minutos cada. Durante um período de 12 meses. A amostra foi dividida em dois grupos para ser ensinada numa sessão mensal, utilizando diferentes técnicas de participação. Os temas foram dedicados às diferentes secções correspondentes a cada questão do teste previamente aplicado.

Os principais temas do programa educativo foram reforçados através de visitas às famílias. Para o efeito, aumentou-se a frequência destas visitas e incentivou-se a participação de todos os membros da família presentes. As avaliações de cada atividade com o grupo foram registadas no HSF.

Além disso, os adolescentes realizavam consultas mensais de controlo e uma visita de campo mensal quadrimestral, onde eram submetidos a um interrogatório exaustivo e a um exame físico completo, sendo negociado um método contracetivo com o adolescente sexualmente ativo, bem como interconsultas de ginecologia e obstetrícia, consultas com estes adolescentes para avaliar o controlo dos factores de risco modificáveis e interconsultas de psicologia, quando necessário, e de ginecobstetrícia. Foram realizadas visitas bimestrais à família para realizar o aconselhamento familiar: um processo de comunicação através do qual a equipa de saúde básica ajudou a família a identificar as suas necessidades de saúde e sugeriu soluções alternativas. As famílias são consultadas pelo psicólogo da zona.

Terceira fase: Avaliação

Para avaliar o nível de conhecimentos adquiridos, o mesmo questionário inicial (Anexo 5) foi utilizado para obter resultados sobre as variáveis do estudo. Em comparação com os resultados iniciais, foi avaliada a modificação dos factores de risco modificáveis, com base nos controlos de risco.

O tratamento e a análise dos dados avaliaram se foram controlados os factores de risco modificáveis, como o uso de contraceptivos, especialmente o uso de preservativos, o consumo de álcool associado às relações sexuais e o aumento dos níveis de informação.

Nesta fase, o êxito do programa foi avaliado com base nos resultados do último questionário e do teste de conhecimentos. Será determinado se os objectivos do programa foram alcançados, completando assim a terceira fase.

Operacionalização das variáveis

Dimensões	Variáveis	Tipo de variável	Descrição	Escala de medição
Riscos Não cabos modifi	Fases de adolescência.	la Quantitativa a Contínuo.	Idade do adolescente desde a data de nascimento na linha de base.	Adolescência '/ Precoce (entre 10 e anos) '/ Intermédio (entre 15 e anos) '/ Tarde (entre 17 e anos).
	Escolaridade.	Qualitativo Ordinal.	De acordo com o último nível concluído.	'/ Primário. '/ Secundário. '/ Pré-universitário.

Dimensões	Variáveis	Tipo de variável	Descrição	Balança de medição
sexual	Idade de primeiro relações	a Quantitativo a continua.	Anos alcançados pelo adolescente na altura em que teve a sua primeira relação sexual.	'/ Menos de 12 anos de idade '/ entre 12-14 anos ' / mais de 15 anos.
Tipo de ligação de um casal	Qualitativo Nominal Politómica.		Particularidades da relação do casal.	'/ Noivo '/ Casado '/ Concubinato
Antecedentes abortos provocado	Qualitativo nominal dicotómico		Antecedentes obstétricos relacionados com a la presença de interrupções voluntárias de gestação.	J Sim J Não

Dimensões Variáveis	Tipo de variável	Descrição	Escala de medição
Realização da de causa de aborto induzido	Qualitativo Nominal Politómica.	Motivo(s) do pedido de aborto.	Aquilo a que o doente se refere, por Por exemplo: idade, outros filhos pequenos, pressão do parceiro, pressão da família, interrupção do desenvolvimento

pessoal, dificuldades financeiras ou dificuldades de habitação.

Dimensões	Variáveis	Tipo de variável	Descrição	Balança de medição
Antecedentes familiares de gravidez na adolescência			Avó(s): J SIM J NO Mãe: Pergunta sobre os antecedentes de v' SIM Qualitativa gravidez na adolescência em J NO nominal Familiares mais próximos: Tia(s): politómica J Sim v' Não Irmã(s): J Sim J Não	

Dimensões	Variáveis	Tipo de variável	Descrição	Escala de medição
Tipos de infecções de Transmissão de riscos modificadolessexual Diagnóstico (STI) das.		Qualitativo Politomica.	J HIV-SIDA. '/ Blennorrhagia. Infecções que são transmitidasSífilis . principalmente devido às relações Trichomonas. Sexual nominal e alguns deles por contacto Clamídia. com sangue infetado da mãe para a sua hepatite B e C. filho. J Herpes Simplex. '/ Condiloma. '/ Desconhecido.	

Dimensões	Variáveis	Tipo de variável	Descrição	Escala de medição
	Funcionamento	Qualitativo	A funcionalidade da família retere-se a para a caraterística relativamente estável as relações internas do grupo. É o conjunto de relações	Família Funcional de 70 para 57 pontos. '/ Moderadamente funcional

Família.	ordinal	relações interpessoais que se estabelecem no dentro de cada família e que lhes dão identidade, antes e depois aplicou o programa De acordo com o teste denominada FF-SIL (Anexo 2).	de 56 para 43 pontos. '/ Disfuncional de 42 para 28 pontos. '/ Severamente disfuncional de 27 para 14 pontos.

Tipos métodos contraceptivos que utiliza			
	Todos os métodos serão tidos em conta contraceptivos que são comercializados e recomendado pelos profissionais.		'/ Preservativo. J D.I.U (T de cobre, multiload, pega, anel)
	Contracetivo Qualitativo: instrumentos ou Nominal Substâncias que impedem a Politomia. fecundação ou nidificação no cavidade uterina, antes e depois implementou o programa, antes e depois		Comprimidos. '/ Método do ritmo. '/ Coitus interruptus. '/ Esterilização '/ Desconhecido.

implementou o programa

Dimensões Variáveis Tipo de Descrição da variável

Escala de medição

Nunca
Qualitativo O consumo de bebidas alcoólicas, antes de
'/ Por vezes álcool. ordinal e após a aplicação do programa
'/ Quase sempre

Dimensões Variáveis	Tipo de variável	Descrição	Escala de medição
Controlo dos riscos reprodutivo pré-conceção	Qualitativo nominal dicotómico	É a avaliação regular das mulheres com CRFP, cuja frequência dependerá do risco e da gravidade, com o objetivo de alcançar a mitigação do risco com a o mais rapidamente possível. Inclui orientações sobre disponibilidade de métodos contraceptivos, seguros e eficazes, desde que o risco seja atenuado ou eliminado.	'/ Controlado: É quando se efectua 1 consulta, 1 solo por ano do PBE. '/ Não controlado: É quando 1 inquérito não foi efectuado ao 1 parcela para o PBE anual.

Dimensões	Variáveis	Tipo de variável	Descrição	Balança de medição
	Nível informação sobre	de Qualitativo sobre	Nível de preparação das raparigas adolescentes sobre a gravidez na adolescência de acordo com a	Bom: 80 pontos ou mais. Regular" 70 a 79 pontos Errado: 69 pontos

| gravidez em adolescência. | Ordinal la | pontuação obtida no questionário antes e depois da implementação do programa educativo. | ou menos. de la |

Recolha de dados

Foram utilizadas várias técnicas para recolher a informação: a entrevista estruturada, aplicada a cada adolescente individualmente e destinada a obter informações sobre as características sociodemográficas; um inquérito que responde aos objectivos da investigação (Anexo 2).

O formulário recolheu os dados de interesse sobre os factores epidemiológicos modificáveis e não modificáveis, que foram depositados numa base de dados informatizada utilizando o Excel e depois importados do IBM SPSS Statistic Versão 25 para processamento estatístico.

As técnicas de análise serão utilizadas de acordo com o desenho do estudo. Para a interpretação dos resultados, determinar-se-á a média entre as idades. Foram construídas tabelas de frequência e de contingência para analisar a relação entre as variáveis.

Foram utilizados os seguintes testes de hipóteses da estatística inferencial:

Qui-quadrado de independência para determinar a relação entre duas variáveis ou as diferenças entre as categorias de uma variável em relação à outra.

Qui-quadrado para determinar as diferenças entre as categorias de uma variável.

Teste binomial para determinar diferenças entre categorias de uma variável dicotómica.

Teste de sinais (variáveis ordinais) para determinar alterações significativas numa variável qualitativa e politómica antes e depois da aplicação de um sistema de influências.

Teste de homogeneidade (variáveis categóricas) marginal para determinar alterações significativas numa variável qualitativa, politómica, antes e depois da aplicação de um sistema de influências.

Para tomar uma decisão, os níveis de significância de 0,1, 0,05 e 0,01 foram comparados com a significância do teste (p), tomando a decisão da seguinte forma:

Se $p<0,01$: Existe uma relação, diferença ou alteração altamente significativa.

Se $p<0,05$ Existem relações, diferenças ou alterações significativas

Se $p<0,1$: Existe uma relação, diferença ou alteração moderadamente significativa.

Se $p≥0,1$ Nenhuma relação, diferença ou alteração significativa

Considerações éticas: O trabalho foi realizado com o objetivo de fornecer elementos que contribuam para a melhoria da saúde humana, respeitando os princípios da Bioética. O consentimento informado foi dado aos pacientes e seus responsáveis, enquanto adolescentes (Anexo 1 e 2), e ao Comité de Ética da investigação. Por outro lado, as informações obtidas serão confidenciais e de uso científico.

18

RESULTADOS

Tabela 1. Distribuição de pacientes adolescentes de acordo com a fase da adolescência e escolaridade na Clínica Médica da Família nº 5 da policlínica Mario Muñoz Monroy na aldeia de Esperanza, pertencente ao município de Ranchuelo, no período de fevereiro de 2020 a fevereiro de 2022.

Fase adolescência	Escolaridade				Total	
	Secundário		Pré-universitário			
	Não.	%	Não.	%	Não.	%
Cedo		100	0	0		12,5
Intermediário		25		75	8	33,3
Tarde	0	0		100		54,2
Total	5	20,8		79,2		100,0

Fonte do inquérito.

Qui-quadrado Adequação do ajuste. [2]Fase da adolescência χ =6,250; p=0,044

Qui-quadrado Adequação do ajuste. [2]Escolaridade χ =8,1; p=0,004.

[2]Qui-quadrado de independência χ =14,905; p=0,000

Como se pode observar na tabela 1. [22]Verifica-se um predomínio significativo (χ =6,250; p=0,044) de doentes no final da adolescência, 54,2%, e um predomínio muito significativo (χ =8,1; p=0,004) de adolescentes com nível pré-universitário, 19 doentes representando 79,2%.

[2]Em termos globais, existe uma relação altamente significativa (χ =14,905; p=0,000) entre as variáveis escolaridade e fase da adolescência, predominando os adolescentes tardios no Pré-universitário e os adolescentes intermédios no Secundário.

Tabela 2. Distribuição dos pacientes em relação à idade da primeira relação sexual e ao tipo de relação com o parceiro.

Idade Primeira relação sexual	Tipo de parceria						Total	
	Casado		Concubinato		Namorado			
	Não.	%	Não.	%	Não.	%	Não.	%
13 anos	0	0,0	0	0,0		100		16,7
14 anos	0	0.0		57,1		42,9		29,2
15 anos		18,2		27,3		54,5		45,8
16 anos	1	50,2	0	0,0	1	50,0		8,3
Total		12,5		29,2		58,3		100,0

Fonte: Inquérito

Qui-quadrado Adequação do ajuste. [2]Idade das primeiras relações χ =16,667; p=0,000

Qui-quadrado Adequação do ajuste. [2]Tipo de relação χ =7,750 p=0,021

[2]Qui-quadrado de independência χ =9,08; p=0,169.

[2]A Tabela 2 mostra um predomínio significativo (χ =7,750 p=0,021) de raparigas adolescentes com uma relação de namorado, 14 doentes para 58,3%. E um predomínio de raparigas com primeira relação sexual aos 15 anos de idade, 11 doentes (45,8%).

Não existe uma relação significativa entre a idade das primeiras relações sexuais e o tipo de parceria, uma vez que as distribuições dos doentes por idade das primeiras relações sexuais em relação aos tipos de parceria não diferem, apenas aqueles que iniciaram as suas relações sexuais aos 14 anos de idade, correspondendo a percentagem mais elevada aos que vivem em união de facto.

Tabela 3: Distribuição das pacientes de acordo com a causa do aborto

Causas	Abortos	
	SIM	NÃO
Idade		0
Sem resposta	0	
Pressão familiar		0
Dificuldades económicas		0
Total	10	

Fonte: Inquérito

p*Teste binomial de significância: Aborto (Sim, Não) p=0,541

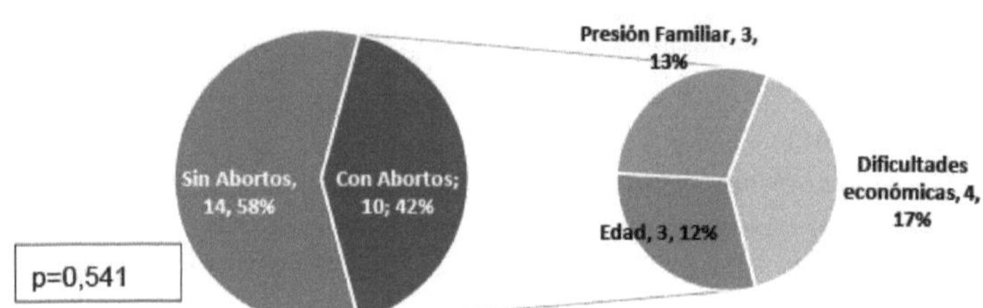

Gráfico 1: Distribuição das pacientes segundo os abortos e as causas de aborto
Fonte Quadro 1.

Como se pode ver no Quadro 3 e na Figura 1, não há diferença significativa entre a proporção de pacientes que referem não ter abortado e as que o fazem, e a causa predominante dos abortos forçados são as dificuldades económicas.

Tabela 4: Distribuição das pacientes de acordo com a história familiar de gravidez na adolescência.

Família	Não.	%
Mãe	5	20,8
Tia		8,3
Irmãs		16,7
Sem antecedentes familiares		54,1

Fonte do inquérito.

[2]Teste do qui-quadrado para o bom ajuste do contexto familiar χ=11,667; p=0,009

[2]De acordo com a tabela 4, a ausência de história familiar de gravidez na adolescência é altamente significativa (χ =11,667; p=0,009), 13 doentes, 54,1%. A maior percentagem de doentes com história de gravidez na adolescência

corresponde ao ramo materno (20,8%).

Tabela 5: Distribuição dos pacientes de acordo com as infecções sexualmente transmissíveis sofridas

ITS	Não.	%	p
Blenpragia	1	4,2	0,000
Herpes simples		8,3	0,000
Chlamydia		8,3	0,000
Condiloma	1	4,2	0,000
Total		25,0	0,000

Fonte do inquérito.

p: significância do teste binomial

A tabela 5 mostra que a ausência de infecções sexualmente transmissíveis nos pacientes é significativa: apenas 6 pacientes, 25%, têm infecções sexualmente transmissíveis, e destas, o herpes simples e a clamídia são as mais frequentes.

Tabela 6: Distribuição dos pacientes de acordo com o consumo de álcool antes e depois do programa educacional.

Consumo de álcool Após

Consumo de álcool Antes	Nunca		Por vezes		A maior parte do tempo		Total	
	Não.	%	Não.	%	Não.	%	Não.	%
Nunca		100,0	0	0,0	0	0,0		54,2
Por vezes	1	16,7	5	83,3	0	0,0		25,0
A maior parte do tempo	0	0,0	1	33,3		66,7		12,5
Sempre	0	0,0	0	0,0		100,0		8,3
Total		58,3		25		16,7		100,0

Fonte do inquérito.

Teste do sinal (utilizada a distribuição binomial): p=0,125 4 doentes diminuem, 20 não sofrem alterações

Como se pode observar na tabela 6, antes da aplicação do programa educativo, há um predomínio dos que nunca consomem álcool 13 pacientes, 54,2%, seguidos dos que consomem álcool às vezes, 25%, e após a aplicação do programa, mantém-se o predomínio dos que nunca consomem álcool, 58%, seguidos dos que consomem álcool às vezes. 58%, seguidos dos que bebem às vezes. Os 13 pacientes que não consumiam álcool mantiveram-se sem álcool, dos 6 pacientes que o consumiam por vezes, 5 mantiveram-se sem álcool e um deles deixou de consumir álcool, e os dois que consumiam sempre álcool passaram a consumi-lo quase sempre. Embora a variação do consumo de álcool não seja significativa, registou-se uma diminuição do consumo de álcool.

Tabela 7. Distribuição dos doentes de acordo com a função familiar Antes e depois da implementação do programa educativo

| Função familiar Antes | Função familiar Depois | | | | | |
| | Funcional | | Moderadamente funcional | | Total | |
	Não.	%	Não.	%	Não.	%
Família disfuncional	1	100	0	0	1	4,2
Moderadamente funcional		85,7	1	14,3		29,2
Família funcional	0	0		100		66,7
Total		29,2		70,8		100,0

Fonte do inquérito.

Teste de sinal p=0,5. Foi utilizada a distribuição binomial

Como se pode observar na tabela 7, antes da aplicação do programa educativo, havia um predomínio significativo de famílias funcionais 16 pacientes, 67%, seguido de famílias moderadamente funcionais, predomínio que se manteve após a aplicação do programa educativo. Apesar de não haver diferenças significativas com a mudança, observa-se uma melhoria, destacando-se a ausência de famílias disfuncionais e um aumento de famílias funcionais.

Tabela 8. Distribuição das pacientes de acordo com o método contracetivo antes e depois da implementação do programa educativo.

| Contraceptivos Anteriormente | Contraceptivos após | | | | | | Total | |
| | Tablet | | Preservativo | | Nenhum | | | |
	Não.	%	Não.	%	Não.	%	Não.	%
Tablet		100	0	0	0	0		12,5
Preservativo	0	0	10	100	0	0	10	41,7
Coito interrompido		33,3		66,7	0	0		25,0
Nenhum			1		1		5	20,8
Total	8	33,3		62,5	1	4,2		100,0

Fonte do inquérito.

Teste de homogeneidade marginal: HM=34; p=0,004

Como se pode observar na tabela 8, a mudança no uso de contraceptivos por parte das pacientes é muito significativa (: HM=34; p=0,004); em que das 5 que não usavam contraceptivos, resta apenas uma paciente, das 6 que usavam coito interrompido, duas delas usam comprimidos e 4 usam preservativos após a aplicação do programa.

Tabela 9. Distribuição dos doentes de acordo com o controlo pré-concecional do risco reprodutivo.

Gestão dos riscos reprodutivos pré-concepcionais.	Não.	%
SIM	18	75,0
NÃO		25,0

Fonte do inquérito.
Significância do teste binomial: p=0,023

Como se pode ver na tabela 9, 75% dos pacientes foram submetidos a um controlo do risco reprodutivo.

Tabela. 10 Nível de informação antes e depois da implementação do programa educativo.

Nível de informação antes	Nível de informação após				Total	
	Regular		Bem			
	Não.	%	Não.	%	Não.	%
Mal		66,7	1	33,3		12,5
Regular		25	9	75		50,0
Bem	0	0	9	100		37,5
Total	5	20,8		79,2		100,0

Fonte: Teste de conhecimentos

Teste do sinal: p=0,000

Como se pode observar na tabela 10, antes da aplicação do programa educativo, havia um predomínio de doentes com um nível de informação razoável, após a aplicação do programa houve alterações muito significativas (p<0,01), com um predomínio de doentes com um bom nível de informação e nenhum doente com um nível de informação pobre.

4 DISCUSSÃO DOS RESULTADOS

O estudo consiste num programa educativo para o controlo dos factores de risco modificáveis associados à gravidez na adolescência, no qual se analisam os factores de risco associados à gravidez na adolescência. Como não existem muitos estudos que se refiram a programas educativos, analisam-se os estudos que nos permitem descrever as variáveis presentes.

Tabela 1. Distribuição de pacientes adolescentes de acordo com a fase da adolescência e escolaridade na Clínica Médica da Família nº 5 da policlínica Mario Muñoz Monroy na aldeia de Esperanza, pertencente ao município de Ranchuelo, no período de fevereiro de 2020 a fevereiro de 2022.

Em estudos realizados por Mazuera e colaboradores(23) na Venezuela, com uma amostra de adolescentes entre 10 e 19 anos, no Estado de Táchira, predominaram pacientes entre 17 e 19 anos, semelhante à distribuição das fases da adolescência no presente estudo, com 86,1% no nível secundário, o nível escolar mais baixo.

De acordo com estudos realizados por Jacome-Gallegos et al (24) e colaboradores, 52% das adolescentes grávidas pertencem à faixa etária dos 17-19 anos; 33% correspondem à faixa etária dos 14-16 anos, enquanto 15% das mulheres têm entre 10-13 anos, à semelhança do presente estudo. O nível de escolaridade das mães reflecte 45% o ensino primário, enquanto 40% o ensino secundário, o nível mais baixo de escolaridade (24).

A tabela 2. mostra que há uma predominância de adolescentes que vivem juntos como namorados e namoradas, o que é muito comum hoje em dia, correspondendo a adolescentes com 13 anos de idade.

No estudo realizado por Mazuera e colaboradores(23) há um predomínio daqueles que são chamados de unidos, em Cuba, são chamados de concubinato, ou união consensual, 53,19%.

Alava Mariscal, 90% das adolescentes grávidas começaram a ter relações sexuais entre os 15 e 16 anos de idade, coincidindo com este trabalho(25).

Jacome-Gallegos et al. (24) 25% das raparigas adolescentes iniciaram a sua vida sexual antes dos 20 anos, um elemento coincidente.

Quadro 3 e Gráfico 1. No presente estudo, 42% das mulheres grávidas recorreram ao aborto e a causa predominante dos abortos forçados são as dificuldades económicas.

Quadro 4.

A Tabela 4 do presente estudo mostra a distribuição das pacientes de acordo com a história familiar de gravidez na adolescência, em que 54,1% não tinham história familiar. Resultados semelhantes foram encontrados no estudo de González (26).

Tabela 5.

Distribuição dos pacientes de acordo com as infecções sexualmente transmissíveis sofridas, onde o Herpes simples e a clamídia são as mais frequentes. Num estudo realizado por Ferrer Santos (27), 29,3% tinham Tricomoníase, 24,4% Clamídia, 15,9% Gardnerella, 14,6% Gonorreia, 11,0% e 4,9% Sífilis, sendo os resultados coincidentes apenas na presença de Clamídia.

A Tabela 6 mostra a distribuição dos pacientes de acordo com o consumo de álcool, com predomínio daqueles que nunca ingerem bebidas alcoólicas. Jacome-Gallegos et al. apresentam resultados semelhantes aos do presente estudo (24).

Tabela 7. No presente estudo, há um predomínio de famílias funcionais, o que não coincide com estudos realizados por Jacome-Gallegos e colaboradores, mais de metade pertencem a famílias disfuncionais (24),

A Tabela 8 mostra que houve uma mudança significativa no uso de métodos contraceptivos, coincidindo com os estudos de Cos Hernández e colaboradores(28) numa intervenção educativa para modificar critérios sobre gravidez precoce e seus riscos entre adolescentes do complexo Reynaldo Castro no município de El Salvador. Em Guantánamo, apenas 84,6% utilizavam algum método contracetivo e, após a intervenção, todas o fizeram, mudando positivamente o seu comportamento(28).

Tabela 9. Neste estudo, 75% das pacientes foram submetidas a controlo de risco reprodutivo. Resultados semelhantes são encontrados em Zetina(29). Uma elevada percentagem das mulheres deste estudo encontrava-se num nível de risco pré-concecional médio, o que poderia levar a uma futura gravidez com complicações obstétricas que poderiam colocar a mãe e o feto em risco.

Tabela 10: Nível de informação antes e depois da aplicação do programa educativo, obtém-se uma alteração muito significativa na alteração dos níveis de informação, a favor do aumento.

Isto demonstra a eficácia do programa educativo para o controlo dos factores de risco modificáveis associados à gravidez na adolescência no CMF#5. Esperança .

5 CONCLUSÕES

Há um predomínio significativo de pacientes no final da adolescência, com nível pré-universitário, primeiras relações sexuais aos 15 anos de idade e parceiros coabitantes, a causa dos abortos forçados são as dificuldades económicas, sem história familiar de gravidez na adolescência, sem infecções sexualmente transmissíveis, os seguintes factores foram modificados: consumo de álcool, função familiar, uso de contraceptivos.

Há uma mudança muito significativa no nível de informação, de uma forma positiva.

6 REFERÊNCIAS BIBLIOGRÁFICAS

1. OMdl Saúde, Td Saúde. Gravidez na adolescência. 2022 [Disponível em : https://www.who.int/es/news-room/fact-sheets/detail/adolescent-pregnancy#.

2. Ley Vega L VRT, Satorre Ygualada JA, Satorre Ygualada S, García Alemán A, Satorre Ley MK. . Gravidez na adolescência e factores de risco cardiovascular . Ata Médica del Centro [Internet] 2019 13(2).

3. OMS. Gravidez na adolescência. 2022.

4. Figueroa Verdecia D, Navarro Sánchez Y, Romero Guzmán F. Situação atual da adolescência e seus principais desafios. Gac med espirit [Internet].
2018 20.(1):aprox.6p.

5. Medina O, Ortiz K. Fertilidade na adolescência e desigualdades sociais no México, 2015. Rev Panam Salud Publica 4230 2018; 43(5).

6. Mejia C, Delgado M, Mostto F, Torres R, Díaz A, Cárdenas M, et al. Abuso durante a gravidez na adolescência: Um estudo descritivo em mulheres grávidas atendidas num hospital público em Lima. Revista chilena de obstetricia y ginecología 2018;83 (1): aprox. 5 p.

7. Saúde. OPdl. Gravidez na adolescência na América Latina e no Caribe Revisão Técnica 2020.

8. Póo M, Aravena G, Mieres Y, Canales P. Significado dado à paternidade durante a gravidez por pais adolescentes. . Index Enferm [Internet] 2018;27(3).

9. Restrepo AM, Muñoz Y, Duque MA. Análise dos elementos de marketing social implícitos nas campanhas de prevenção da gravidez na adolescência. Revista Facultad Nacional de Salud Pública, [Internet]. 2018 36(2).

10. Ortiz Martínez R, Otalora Perdomo M, Delgado M, Luna D. A adolescência como fator de risco para complicações maternas e neonatais. Revista chilena de obstetricia y ginecología [Internet] 2018; 83(5):478-86.

11. Público. Ministério da Saúde. Anuário Estatístico da Saúde 2019. Havana. In: Salud DNdRMyEd, editor. Habana2020.

12. Figueredo M, Aguilar S, Vinajera A. Intervenção educativa sobre gravidez na adolescência no CMF 17, Guisa junho 2016-janeiro 2017. Revista de Enfermagem. 2017;23(4).

13. Olivera CC BA, Sotolongo IM. Intervenção educativa para prevenir a gravidez na adolescência. . Technosalud 2016; 19 (3).

14. Hernández C, Brooks Salazar Y, Salgado Rodríguez M. Intervenção educativa sobre gravidez na adolescência no complexo Reynaldo Castro. El Salvador . Revista de enfermagem
2019.;8(3).

15. Taily RB, Lya del Rosario MA, Laura Mary SP, Maira QE, editores. ANÁLISE GLOBAL DA GRAVIDEZ NA ADOLESCÊNCIA.
UPDATE. cibamanz2021; 2021.

16. Bulgach V, Zunana C, Califano P, Rodríguez MS, Mato R. Mães adolescentes hospitalizadas com seus filhos em um hospital de alta complexidade: diferenças entre o início da adolescência média e tardia. Arch argent pediatr. 2018;116(2):160-4.

17. Vilela M, Sandoval Ato R, Galvez Olortegui J. Estratégias de prevenção e apoio

em adolescentes com depressão e comportamento suicida: uma necessidade urgente. . Revista cubana de medicina geral integral [Internet]. 2018 33 (4).
18. Brittany Allen M, FAAP e Helen Waterman D. Fases da adolescência. Helthy childrenor em inglês
19. Allen B, Waterman H. Fases da adolescência. Crianças saudáveis. 2019.
20. Palacios X. Adolescência: uma etapa problemática do desenvolvimento humano? Revista Ciencias de la Salud. 2019;17:5-8.
21. Bernal Daisy H, Hevia Leisy P. Gravidez e adolescência. Revista Cubana de Pediatria. 2020;92.
22. Riquelme M, García OF, Serra E. Desajuste psicossocial na adolescência: socialização parental, autoestima e uso de substâncias. Anales de Psicología/Annals of Psychology. 2018;34(3):536-44.
23. Mazuera-Arias R, Albornoz-Arias N, Vivas-García M, Carreño-Paredes M-T, Cuberos M-A, Lalinde JDH, et al. Influência da educação sexual na maternidade adolescente no Estado de Táchira, Venezuela. Archivos Venezolanos de Farmacología y Terapéutica. 2018;37(3):176-83.
24. Jacome-Gallegos CS, Parra-Torres SY, Paccha-Tamay CL. Factores que influenciam a gravidez precoce entre adolescentes em Pasaje, Equador. Polo del Conocimiento. 2021;6(7):1200-11.
25. Mariscal EMA, Puente AVG, Tobar LLO, Calderón JAM. Causas relacionadas com a gravidez precoce em adolescentes do cantão de Babahoyo, província de Los Rios, Equador. Ciência e Educação - Revista Científica. 2020;1(8):6-16.
26. González DM, Loor ÁD, Briones SV, López L. Caracterização da gravidez em adolescentes com menos de 15 anos de idade atendidos na área de atenção primária à saúde El Milagro, Riochico. QhaliKay Journal of Health Sciences ISSN: 2588-0608. 2021;5(2):8-16.
27. Ferrer Santos GE. Fatores de risco associados às infecções sexualmente transmissíveis em adolescentes grávidas atendidas no hospital de apoio rezola-cañete 2017. 2018.
28. Cos Hernández Y, Salazar B, Maylin2 Salgado Rodríguez K. Intervenção educativa sobre a gravidez na adolescência no complexo Reynaldo Castro. El Salvador Intervenção educativa sobre a gravidez na adolescência no complexo Reynaldo Castro. Salvador.
29. Zetina-Hernández E, Gerónimo-Carrillo R, Herrera-Castillo Y, de los Santos-Córdova L, Mirón-Hernández G. Preconception reproductive risk factors in women of childbearing age in a community in Tabasco. Salud Quintana Roo. 2018;11(40):7-10.

ANEXO 1. CONSENTIMENTO INFORMADO DO ADOLESCENTE

Esperanza, de   de 20__.

Eu,   , por este meio

Expresso o meu consentimento para participar como sujeito de investigação. Os investigadores informaram-me sobre o objetivo do estudo e a forma como este será realizado. Todos os esclarecimentos de que necessitei foram respondidos e foi-me garantido que a minha identidade não será revelada. Posso retirar-me da investigação em qualquer altura sem qualquer prejuízo para mim próprio. Para que conste, assino o presente documento na presença de uma testemunha:

Assunto: .   Assinatura: .

Testemunha: .   Assinatura: .

Investigador: .   Assinatura: .

ANEXO 2. CONSENTIMENTO INFORMADO DOS PAIS OU DO TUTOR DA

CRIANÇA

ADOLESCENTE

Esperanza, de 20__. Eu, , por este meio

expresso o meu consentimento para a minha filha   ,

participar como sujeito na investigação. Fui informado pelos investigadores do objetivo do estudo e da forma como será realizado. Todos os esclarecimentos de que necessitei foram respondidos e foi-me dada a garantia de que a sua identidade não será revelada. Tem a liberdade de se retirar do estudo em qualquer altura, sem qualquer prejuízo para si. Para que conste, assino o presente documento na presença de uma testemunha:

Assunto: .   Assinatura: .

Testemunha: .   Assinatura: .

Investigador: .   Assinatura: .

ANEXO 3. PESQUISA

As informações obtidas neste questionário são para uso exclusivo da equipa de investigação e os dados serão tratados de forma agregada e nunca individualmente. A escolha em cada pergunta será efectuada assinalando a linha correspondente com um (x). Com base nos resultados deste estudo, os programas de cuidados de saúde abrangentes serão melhorados em termos de planeamento familiar, com o objetivo de melhorar a saúde sexual e reprodutiva das raparigas adolescentes. Agradecemos-lhes a sua cooperação nesta investigação.

1: Idade: ___ Idade: ___ Idade: Idade: ___ Idade: ___ Idade: ___ Idade: ___

2: Escolaridade:

Primário___ Secundário Pré-universitário

3: Pode dizer-nos com que idade teve a sua primeira relação sexual?

4: - Você e o seu parceiro estão atualmente a manter: Somos casados, Somos namorado e namorada, concubinato,   não quero revelar__.

6- Já experimentou o aborto ou a regulação menstrual?

a) Sim,   Não, não quero revelá-lo.

b) Em caso afirmativo, qual foi a principal razão?

idade, ___

outras crianças pequenas
pressão dos pares
pressão familiar
perturbação do desenvolvimento pessoal
dificuldades económicas__.
dificuldades de habitação
7:   Sabe se existe um historial de interrupção da gravidez na sua família?
Avó(s):
-Sim
-Não
Mãe:
-Sim
-Não
Tia(s):
-Sim
-Não
Irmã(s):
-Sim
-Não
8:   Dentro destas Infecções Sexualmente Transmissíveis, assinale com um x se tem
ou teve alguma das seguintes infecções: VIH/SIDA. __. Blenorragia__. Sífilis__.
Trichomonas__. Clamídia__. Hepatite B e C__. Herpes simplex__. Condiloma__.
Desconhecido__.
9:   Utiliza contraceptivos para se proteger durante as relações sexuais: Sim__ Não
___ Quais?
Preservativo.
-   D.I.U (tê de cobre, multiload, pega, anel)
-   Comprimidos.
-   Método de ritmo.
-   Coitus interruptus.
-Esterilização cirúrgica.
10- Costuma beber álcool? Nunca, Às vezes, Quase
Sempre, sempre, não quero revelá-lo.

Anexo #4 Teste FF-SIL

Quase nunca	Poucos tempos	A tempos	Muitos tempos	Quase sempre

1. são tomadas decisões sobre assuntos familiares importantes.

2. A harmonia prevalece na minha casa.
3. Em minha casa, todos cumprem as suas responsabilidades.
4. As expressões de afeto fazem parte do nosso quotidiano.
5. Exprimimo-nos sem insinuações, de forma clara e direta.
6. Podemos aceitar as falhas dos outros e lidar com elas.
7. Tomamos em consideração as experiências de outras famílias em situações

difíceis.

8. Quando alguém da família tem um problema, os outros ajudam-no.

9. As tarefas são distribuídas de forma a que ninguém fique sobrecarregado.

10. Os costumes familiares podem ser modificados
determinadas situações.

11. Podemos discutir vários temas sem medo.

12. Perante uma situação familiar difícil, somos capazes de pedir ajuda aos outros.

13. Os interesses e as necessidades de cada indivíduo são respeitados pela unidade familiar.

14. Mostramos uns aos outros o carinho que temos uns pelos outros.

Valores de escala

Quase   sempre5
   Muitos4
tempos
   Por vezes3
   Raramente2
Quase   nunca1

Diagnóstico do funcionamento familiar de acordo com a pontuação total da FF-SIL

Funcional	De	70 a 57 pontos
Moderadamente funcional		De 56 a 43 pontos
Disfuncional		De 42 a 28 pontos
Disfuncionalidade grave		De 27 a 14 pontos

ANEXO 5. QUESTIONÁRIO DE CONHECIMENTOS:

1: Acha que uma gravidez na sua idade é arriscada?

a)   Sim, o meu organismo não está completamente desenvolvido.

b)   Sim, embora o meu organismo já esteja apto, mas não tenho condições.

c)   Não, tenho todas as condições e os meus pais ajudam-me na educação.
para continuar os meus estudos.

d)   Sim, não estou preparada para ter um filho em nenhum sentido da minha vida.

e)   Não, tenho um parceiro estável que é mais velho do que eu e que me apoia.
economicamente.

f)   Não, é uma forma de me livrar dos meus pais, agora eles não podem dizer nada,
Tornei-me adulta.

g)   Não, as minhas amigas engravidaram e não tiveram qualquer problema.
que ajuda a sustentar o casal.

h)   Sim, embora os meus amigos não tenham sofrido danos, a sua saúde foi posta em risco, bem como a sua
do bebé.

i)   Não faz mal nenhum dar à luz cedo, é até melhor porque saio rapidamente.

j)   Se eu ficar grávida, os meus estudos serão interrompidos.

k)   Não sei.

2- -Alguns jovens misturam o consumo de álcool com o sexo. A que é que achas que isto pode levar?

a)   Perco o controlo sobre mim próprio.

b)   Às vezes esqueço-me de usar preservativo.

c)   Gosto porque me desinibo e aproveito melhor a relação.

d)   Sou mais vulnerável a infecções.

e)   É muito agradável fazer sexo com algumas bebidas a mais.

f)   Não sei.

3- Que causas pensa que podem levar uma adolescente a engravidar?

a)   Não ter um preservativo.

b)   Ligar o álcool ao sexo.

c)   Desejo de engravidar para poder sair de casa.

d)   Desejo de estudar.

e)   Fazer parte de uma família que a compreenda.

f)   Não ter muito dinheiro.

g)   Estar bem informado sobre a educação sexual.

h)   Ser filha de uma mãe adolescente.

i)   Não sei.

4- Que danos pode causar a gravidez na adolescência?

a)   Muitas das minhas amigas engravidaram e isso não lhes causa qualquer problema.

danos.

b)   Por vezes, sentem-se tristes.

c)   Muitas famílias não os ajudam.

d)   Envelhecem rapidamente ao cuidado do rapaz.

e)   Quase sempre são capazes de manter o casal, uma vez que uma criança ajuda o casal a

a relação torna-se mais real

f)   Não há problemas com a escola.

g)   Muitas vezes, a família não quer a gravidez e tem de a abortar no

criança.

h)   Os riscos que as adolescentes correm com a gravidez são os seguintes o mesmo para todas as mulheres.

i)   Os filhos de raparigas adolescentes nascem em melhores condições do que os filhos de rapazes adolescentes.

outras mães.

j)   As raparigas adolescentes são mais anémicas durante a gravidez.

k)   Não sei.

5- Quais os danos para a saúde que um aborto pode causar? Cite alguns:

6- O que pensa da utilização do preservativo nas relações sexuais?

a)   Protege-me da gravidez.

b)   Diminui o prazer da relação.

c)   Protege contra as infecções sexuais.

d)   Nem pensar que vou pedir os homens em casamento, eles dizem sempre

isso

não.

e) Nem sequer aprendi a usá-lo, isso é trabalho para um homem.
f) Não sei.

Instruções

Questão	Resposta esperada	Qualificação
1	Alíneas a, d, h e j.	Cinco pontos por cada resposta positiva. Total: 20 pontos.
	Alíneas a, b e d.	5 pontos por cada boa resposta ou por cada resposta positiva. Total: 15 pontos.
	Itens a, b, c, f, h,	4 pontos por cada resposta positiva. Total: 20 pontos
	Alíneas b, c, d, g .	5 pontos por cada resposta positiva. Total: 20 pontos
5	Com as suas palavras, ele alude a detritos ovarianos, endometrite, infecções, hemorragias, perfuração uterina; danos psicológicos, como ansiedade, depressão, evitamento, rejeição do ambiente; e danos sociais, como perturbação do processo de ensino, rejeição da escola, rejeição pelos pares, falta de apoio familiar.	Um ponto por cada resposta positiva. Total: 5 pontos.
	Alíneas a e c.	Dez pontos por cada resposta positiva. Total: 20 pontos.
Classificação geral 100 pontos	Bom: 80 pontos ou mais.	
	Regular: 70-79 pontos.	
	Mau: menos de 70 pontos.	

ANEXO 6. PROGRAMA EDUCATIVO

1-Geral:

O programa educacional será destinado a adolescentes do sexo feminino pertencentes ao CMF 5 da policlínica Mario Muñoz Monroy na cidade de Esperanza, no município de Ranchuelo, tendo 35 pacientes pertencentes ao mesmo como amostra para o estudo. Será realizado no período entre fevereiro de 2020 e fevereiro de 2022. Os conteúdos a serem abordados serão de acordo com o diagnóstico individual e grupal, a fim de enriquecer o conhecimento sobre a gravidez na adolescência e controlar os fatores de risco modificáveis associados a ela.

2-Substanciação:

Dirigido às adolescentes do CMF 5 da policlínica Mario Muñoz Monroy, na cidade de Esperanza. A observação revela deficiências na qualidade das actividades de promoção e prevenção da saúde das adolescentes. O conhecimento dos factores de risco modificáveis associados à gravidez na adolescência é insuficiente, o que favorece o aparecimento da gravidez nesta população e o aparecimento de complicaçõoo, também determinadas por um controlo inadequado destes factores de risco modificáveis. A fim de oferecer uma solução para esta situação problemática, o autor propõe um programa educativo para a prevenção e controlo dos factores de risco modificáveis nas adolescentes que influenciam o aparecimento da gravidez na adolescência.

3-Objetivo geral:

Desenvolver um programa de educação para adolescentes que permita reconhecer os factores de risco modificáveis associados à gravidez na adolescência.

4-Conteúdo:

Dosagem dos tópicos:

N.º da matéria.	Duração.
1: Introdução ao programa educativo.	1 hora
2: A adolescência. Definição e principais características.	1 hora
3: Sexualidade e risco reprodutivo.	1 hora
4: Gravidez na adolescência. Causas da gravidez na adolescência.	1 hora
5: Consequências da gravidez na adolescência.	1 hora
6: Consequências do aborto.	1 hora
7: Métodos contraceptivos.	1 hora
8: Utilização de preservativos.	1 hora
9: Infecções sexualmente transmissíveis.	1 hora
10: Consequências do consumo de álcool associadas às relações !s.	1 hora
11 : Avaliação final do programa educativo.	1 hora

Orientações metodológicas

Para conseguirmos uma aprendizagem significativa dos conteúdos e objectivos acima referidos, desenvolveremos um processo educativo com várias sessões de grupo, recorrendo a diferentes técnicas pedagógicas activas como a exposição, o vídeo com discussão, a análise de situações, entre outras.

6-Avaliação:

A avaliação do programa educativo será efectuada a partir de duas perspectivas:

-Saber se os objectivos propostos foram atingidos.

-Determinar se as actividades descritas no programa foram executadas como previsto.

A avaliação será efectuada ao longo de todo o processo de intervenção: antes, durante e no final:

Antes de pôr em prática o programa educativo

A primeira avaliação será efectuada antes do início da intervenção, através da aplicação do um questionário (ver Anexo 4), do diagnóstico individual das necessidades de aprendizagem e do diagnóstico de grupo através de técnicas de análise e exposição para a realização da avaliação geral de consolidação e elaboração do diagnóstico educativo.

Durante a execução do programa educativo

A avaliação do processo será participativa como sujeito ativo, através dos procedimentos de autoavaliação, co-avaliação e heteroavaliação em cada atividade.

Após a implementação do programa educativo

No final do programa, será efectuada uma segunda avaliação para avaliar a evolução do nível de informação e será aplicado o mesmo instrumento utilizado antes do início da intervenção.

Será efectuada a avaliação dos indicadores e variáveis identificados para medir a eficácia da intervenção, especificando o período a avaliar e comparando os resultados ANTES e DEPOIS, em função do problema de saúde objeto da investigação e dos factores modificáveis.

Sessão 1: Introdução ao programa de ensino

Objectivos. Apresentar os membros do grupo.

Determinar o nível de conhecimentos sobre a gravidez na adolescência.

Conhecer as expectativas do grupo em relação aos temas a abordar.

Descontrair o grupo.

Introdução: técnica "El patio de mi casa".

Objetivo: permitir que os sujeitos se conheçam uns aos outros.

Procedimento: formar dois círculos, um dentro do outro. Os dois círculos são orientados a dar a volta e as pessoas que estão de frente uma para a outra apresentam-se. São orientados a dar um passo e assim sucessivamente até que todos tenham sido apresentados.

Desenvolvimento: A técnica das expectativas.

Objetivo: identificar as expectativas do grupo sobre as questões a tratar.

Procedimento: cada membro recebe uma folha de papel e coloca as seguintes questões:

- O que espero encontrar com estas actividades?
- Que questões serão abordadas e como é que me vou sentir em relação a elas?
- O que é que vou retirar destas actividades?

Uma vez feito isto, de forma individual e anónima, as fichas são misturadas numa caixa e cada participante retira uma ao acaso e lê-a em voz alta para todo o grupo. As fichas ficam numa mesa preparada para o efeito e podem ser avaliadas no final da aplicação.

Aplicar o questionário de conhecimentos.

Conclusões: Distribuir cartões com uma situação problemática para ser discutida na próxima reunião.

Duração: 60 minutos.

Sessão 2 - Adolescência. Definição e características.

Objectivos:

-Refletir sobre as particularidades da adolescência e a sua definição.

-Definir a adolescência.

-Descrever as características físicas e psicológicas dos adolescentes.

Introdução: técnica "Food for Life".

Objetivo: aumentar a autoestima dos membros do grupo.

Procedimento: são dadas frases na terceira pessoa a cada participante para serem lidas na primeira pessoa.

Exemplo: "És uma pessoa muito talentosa". O participante deve ler "Eu sou uma pessoa...".

Seguem-se algumas sugestões de frases que podem ser utilizadas.

- Fala bem.
- És inteligente.
- Sabe como fazer com que os outros se sintam bem.
- É criativo.
- Tem um magnetismo pessoal.
- As pessoas admiram a sua paciência e tolerância.
- Sabes como levar a vida.
- Tens uma alma linda.
- As pessoas andam à sua procura.
- É uma pessoa que ama os outros.

Desenvolvimento: Técnica "Falar da minha adolescência".

Objectivos:

-Criar um sentido de coesão e de espírito de grupo.

-Destacar as ansiedades e os medos que impedem o debate sobre a sexualidade na adolescência. Incentivar a confiança mútua. Explicar e definir a adolescência.

Procedimento: formar subgrupos de quatro pessoas, que terão de falar umas com as outras sobre uma experiência humorística com conteúdo sexual ocorrida na adolescência (pode ser pessoal ou de outra pessoa, sem a identificar); no final, cada grupo escolhe a que considera mais importante ou mais humorística, para a contar aos restantes participantes.

Se o grupo for grande, pedir a dois subgrupos (oito pessoas) que se juntem novamente para formar um grupo maior e repetir o exercício que fizeram no subgrupo original.

Pontos de discussão:

* Foi difícil pensar na experiência que tinham para contar?
* Como é que se sentiram perante os seus pares em relação à experiência?
* Das experiências mencionadas, a maioria foi: pessoal, de terceiros, anedótica?

Avaliação: co-avaliação.

Conclusões: Estabelecer um encontro de conhecimentos "quem sabe mais, lê mais", destinado a que os adolescentes aprendam mais sobre a adolescência e reconheçam os principais factores de risco e o seu impacto na qualidade de vida.

Sessão 3: Sexualidade e risco reprodutivo.

Objetivo:

Promover a apropriação de informação sobre a sexualidade na adolescência e o risco reprodutivo pré-concecional. Discutir o risco reprodutivo pré-concecional nesta fase.

Introdução: "O que é que eu vejo?

Em frente a um espelho, os participantes observam o seu rosto e descrevem-no, concentrando-se nas diferentes estruturas, e comparam-se uns com os outros. De seguida, recebem alguns acessórios e são encorajados a vesti-los. Depois, é-lhes perguntado: como ou com quem se parecem com estes elementos?

Desenvolvimento: técnica do "Psicodrama".

Esta técnica permite diagnosticar as necessidades educativas de um grupo numa determinada situação, motivar o grupo para a aprendizagem de uma técnica ou para a aquisição de novos conhecimentos. A aplicação baseia-se na observação de um facto ou de uma situação real; neste caso particular, a sexualidade na adolescência é abordada na perspetiva feminina e no risco reprodutivo.

Conclusões: Técnica "O jogo do lenço".

Parte da avaliação das expressões faciais dos adolescentes.

Perguntamos-lhes então o que fazem quando estão tristes e o que fazem quando estão felizes. Quando o lenço é atirado para cima, os participantes imitam gestos de alegria, e quando toca no chão, de tristeza. Pouco a pouco, todo o corpo é incorporado nas expressões.

Por fim, pede-se aos membros do grupo que desenhem juntos algumas caras felizes e uma cara triste.

Avaliação: Co-avaliação.

Sessão 4 - Gravidez na adolescência. Definição e causas.

Objectivos:

-Definição de gravidez na adolescência.

-Determinar as causas da gravidez na adolescência.

Introdução: Técnica "Sons que me rodeiam".

O animador pede aos adolescentes que fechem os olhos e escutem os sons que vêm do exterior, por exemplo, da outra sala, da rua, do pátio, etc. O animador pede então aos adolescentes que mencionem individualmente alguns dos sons que ouviram e que tentem imitá-los ou reproduzi-los. De seguida, pede-se aos jovens que mencionem individualmente alguns dos sons que ouviram e que tentem imitá-los ou reproduzi-los. A ênfase deve ser colocada em sons provenientes da natureza, de modo a estabelecer uma ligação com a técnica subsequente.

Desenvolvimento: técnica da "árvore de problemas".

Objetivo: identificar as causas e os efeitos de um problema.

Procedimento: O grupo é instruído a desenhar uma árvore num flipchart, num quadro de cartazes ou num quadro negro. O facilitador colocará o problema (gravidez na adolescência) no tronco da árvore e os participantes escreverão as causas do problema nas raízes e as consequências nas folhas, dando ênfase à saúde.

De um modo geral, serão discutidas possíveis soluções para este problema.

Avaliação: Co-avaliação.

Conclusões: Esclarecer todas as dúvidas sobre o tema leccionado.

Sessão 5: Consequências da gravidez na adolescência.

Objetivo:

-Discutir as consequências da gravidez na adolescência.

Introdução: técnica das "máscaras".

O animador fala de algumas máscaras que fez para esta sessão de trabalho e que guardou num saco (o saco deve ser ocupado como se estivesse realmente cheio).

Sentados em círculo, mostra aos adolescentes as máscaras, que retira cuidadosamente do saco. Em breve descobrirão que são apenas imaginação. No entanto, o facilitador mostra-lhes como colocá-las no rosto, enquanto fazem este passo podem acrescentar acessórios ao rosto ou fazer gestos engraçados.

Em seguida, encoraje os adolescentes a escolherem uma máscara do saco e a colocarem-na.

Desenvolvimento: técnica "La Balanza".

Objectivos: estimular os participantes a aprender a pensar e a decidir se devem ou não ter filhos durante a adolescência.

Materiais: folha de papel e lápis.

Procedimento: É dada uma folha de papel aos sujeitos em formação e pede-se-lhes que escrevam todas as vantagens e desvantagens para eles:

* Estar grávida.
* Não estar grávida.

O debate individual prossegue, onde se decide o motivo individual e a direção do equilíbrio, bem como a atitude a tomar.

Conclusões: Técnica "Vamos ao que interessa".

O facilitador estimula os participantes, dividindo previamente o grupo em dois, a representar um "quadro". Um deles representará as adolescentes grávidas. No outro, estarão representadas as adolescentes não grávidas.

Depois de todos os participantes estarem dentro da "caixa", têm de dizer como se sentem dentro dela. A atividade termina com a comparação de uma "caixa" com a outra.

Avaliação: Co-avaliação

Sessão 6: Aborto.

Explicar o aborto como método contracetivo, as suas causas e consequências.

Introdução: técnica "O que estou a fazer bem? O que estou a fazer mal?".

Objetivo: estimular os sujeitos a refletir sobre as diferentes atitudes perante a vida, que podem ou não favorecer o bem-estar pessoal e coletivo.

Materiais: quadro negro, giz e cartaz.

Procedimento: Introduzir a atividade falando sobre comportamentos positivos e negativos em relação às práticas sexuais na adolescência. Cada pessoa terá os seus próprios critérios e, em conjunto, chegarão a um consenso sobre os critérios gerais do grupo. Os participantes são informados de que têm 5 minutos para pensar em comportamentos positivos e negativos em relação às práticas sexuais nesta fase da vida. Em seguida, farão um brainstorming das suas opiniões, que o coordenador escreverá no quadro; primeiro, o que é bom, à esquerda, e depois, o que é mau, à direita. Pede-se aos participantes que reflictam sobre os critérios semelhantes para os agruparem e chegarem aos critérios gerais do grupo, que serão transformados numa faixa.

Desenvolvimento: Técnica de dramatização das consequências do aborto.

Objetivo: Reflexão sobre as consequências e as mudanças de comportamento em relação ao aborto.

Procedimento: são seleccionados nove voluntários do grupo e são-lhes atribuídos os seguintes papéis: um adolescente do sexo feminino de 15 anos, um adolescente do sexo masculino de 16 anos (representado por uma rapariga do grupo), os pais de ambos os adolescentes, um professor e 2 amigos (um amigo para a rapariga e um amigo para o suposto rapaz).

A adolescente é informada da possibilidade de gravidez e da intenção de fazer um aborto, que deve comunicar ao namorado.

Tem de ser representado:

* Reação de ambos.
* Depois, a reação da adolescente e da sua amiga.
* Depois, a reação do adolescente e do seu amigo.
* A adolescente pede então conselhos ao seu professor.
* Depois, a adolescente com a mãe, depois, o confronto com ambos os pais.
* Confronto do adolescente com a sua mãe, que soube do facto através de comentários, e, mais tarde, do adolescente com os seus pais.
* Posição dos participantes sobre a sugestão do aborto. As suas causas e consequências.

Pontos de discussão:

- O que acontece em cada etapa da dramatização?
- O que é que os membros do grupo pensam de cada situação?

No final da técnica, a autoestima e a confiança dos adolescentes serão reforçadas para facilitar uma compreensão correcta das consequências das suas decisões.

Conclusões: A técnica das "três cadeiras

Objetivo: avaliar os resultados do trabalho de grupo para fins educativos.

Procedimento: são colocadas três cadeiras no centro de um círculo onde ficarão todos os membros do grupo. Cada cadeira é marcada com um sinal:

- Como é que vim aqui parar?
- Como é que me senti?
- Como é que me vou embora?

Cada pessoa ocupará, à vez, as três cadeiras e exprimirá os seus sentimentos de acordo com as instruções. Para encerrar o exercício, pode ser feita uma criação colectiva que reflicta os sentimentos gerais, sob a forma de um Poema Coletivo. Cada pessoa escreve uma frase poética sobre os exercícios e entrega-a a algumas pessoas designadas pelas suas atitudes literárias para fazerem a composição do grupo. Nenhuma frase deve ser alterada, apenas arranjada artisticamente e receber um título utilizando uma delas.

Será lido animadamente para todo o grupo.

Sessão 7 - Prevenção da gravidez na adolescência. Utilização de métodos contraceptivos.

Objectivos:

-Analisar as situações e os <u>conflitos</u> vividos pelas raparigas adolescentes no início da sua vida sexual.

-Refletir sobre os riscos de <u>um comportamento</u> sexual irresponsável.

Desenvolvimento:

-Abertura: Comentário sobre a reunião anterior.

-Apresentação do tema: Vida sexual ativa. Métodos contraceptivos.

Trocar pontos de vista sobre a importância da atividade sexual protegida para evitar a gravidez e também as IST.

-Discutir a importância da utilização do preservativo.

Encerramento: Completar frases incompletas.

Conclusões: Esclarecer todas as dúvidas sobre o tema leccionado.

Técnica: Discussão em grupo.

Avaliação: Co-avaliação

Duração: 60 minutos.

Sessão 8: O uso do preservativo na prevenção da gravidez na adolescência e das ISTs. Objetivo: Incentivar o uso do preservativo nas relações sexuais.

Introdução: técnica do "telegrama".

Objetivo: animação de grupo.

Procedimento: o público senta-se em círculo e um membro do grupo sai com o telegrama, que dá a chave para mudar de lugar, pode ser por aspectos externos, cor da roupa, sapatos, etc. Quem perder (ficar sem lugar), repete a mesma coisa.

Exemplo: Recebi um telegrama que dizia: "todos os que têm sapatos pretos devem mudar de cadeira". Começar pelos aspectos gerais e depois incluir os relacionados com a sexualidade na adolescência. Por exemplo: "todos os que não usam sempre preservativo nas relações sexuais devem mudar de cadeira...".

Desenvolvimento: técnica "Medos e esperanças".

Objetivo: eliminar as dúvidas e os receios que surgem na sequência da utilização do preservativo nas relações sexuais.

Procedimento: os participantes exprimem os seus receios e medos em relação a algumas particularidades próprias. Estes são discutidos no grupo, que tenta encontrar uma solução.

Técnica "As estrelas".

Para desenvolver esta técnica, são necessárias estrelas de cartão com perguntas sobre o tema. As estrelas são coladas em cartolina ou papel para se assemelharem a um firmamento. Pede-se a cada participante que pegue numa estrela e responda à pergunta nela contida.

As perguntas incidirão sobre a sexualidade dos adolescentes e a utilização de preservativos.

Sessão 9 - Infecções sexualmente transmissíveis

Objectivos:

-Explicar as principais infecções sexualmente transmissíveis.

-Influenciar uma atitude responsável em relação à sexualidade.

Desenvolvimento:

Apresentação do tema.

Abordaremos as infecções sexualmente transmissíveis mais comuns, como a sífilis, a blenorreia, o VIH-SIDA, o herpes genital, entre outras, bem como o seu quadro clínico e formas de prevenção.

Técnica: Discussão em grupo.

Avaliação: Co-avaliação.

Conclusões: Explicar as dúvidas que ficaram por esclarecer durante o debate e distribuir perguntas relacionadas com a próxima reunião.

Sessão 10 - Consumo de álcool e relações sexuais.

Objetivo: Determinar as consequências do consumo de álcool associado às relações sexuais.

Desenvolvimento: técnica "O que estou a fazer bem? O que estou a fazer mal?".

Objetivo: estimular os sujeitos a refletir sobre as diferentes atitudes perante a vida, que podem ou não favorecer o bem-estar pessoal ou coletivo.

Materiais: quadro negro, giz e cartaz.

Procedimento: Introduzir a atividade falando sobre comportamentos positivos e negativos em relação às práticas sexuais na adolescência, especialmente a associação entre álcool e relações sexuais. Cada pessoa terá os seus próprios critérios e, em conjunto, chegarão a um consenso sobre os critérios gerais do grupo. Os participantes são informados de que dispõem de 5 minutos para refletir sobre os bons e os maus comportamentos em relação às práticas sexuais nesta fase da vida. Posteriormente, farão um brainstorming das suas opiniões, que o coordenador escreverá no quadro; primeiro, o que é bom à esquerda e depois o que é mau à direita. Pede-se aos participantes que reflictam sobre os critérios semelhantes, que os agrupem e que cheguem ao critério geral do grupo, que será transformado numa faixa.

Avaliação: Co-avaliação.

Conclusões: Serão distribuídos cartões com textos sobre o consumo de álcool e o seu impacto na saúde sexual e reprodutiva.

Sessão 11. Avaliação final do programa educativo.

Objetivo: Determinar o nível de conhecimentos sobre a gravidez na adolescência.

Técnica "Deixa aqui a tua carga pesada e pega na tua alegria".

Objectivos: reduzir os medos e o desespero em relação à gravidez na adolescência e permitir a expressão de sentimentos positivos.

Materiais: lápis, papel, caixas com frases positivas sobre como controlar a situação problemática.

Procedimento: Pede-se aos participantes que escrevam numa folha de papel algo que os preocupe em relação à sexualidade e à gravidez na adolescência, que é colocada numa caixa que é fechada e deitada fora. De seguida, pega-se noutra caixa com pequenos pedaços de papel que exprimem situações e sentimentos positivos relacionados com o desenvolvimento de uma sexualidade responsável e feliz nesta fase.

Seguir-se-á o questionário de conhecimentos aplicado no início do programa educativo.

Conclusões: Encerramento da intervenção.

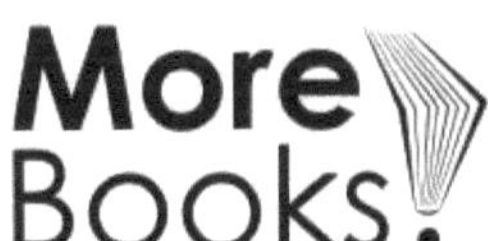

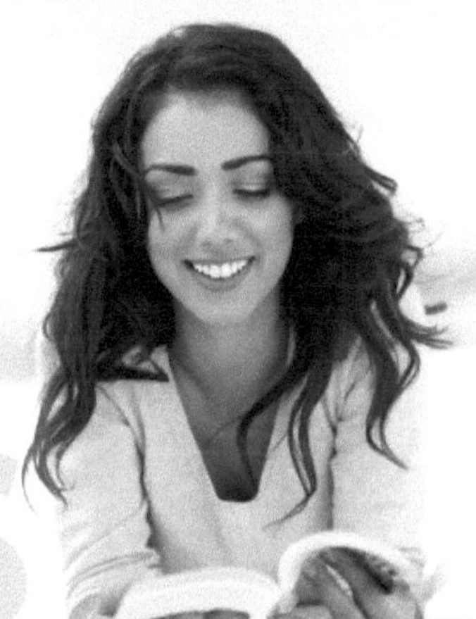

yes I want morebooks!

Buy your books fast and straightforward online - at one of world's fastest growing online book stores! Environmentally sound due to Print-on-Demand technologies.

Buy your books online at
www.morebooks.shop

Compre os seus livros mais rápido e diretamente na internet, em uma das livrarias on-line com o maior crescimento no mundo! Produção que protege o meio ambiente através das tecnologias de impressão sob demanda.

Compre os seus livros on-line em
www.morebooks.shop

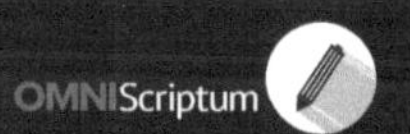

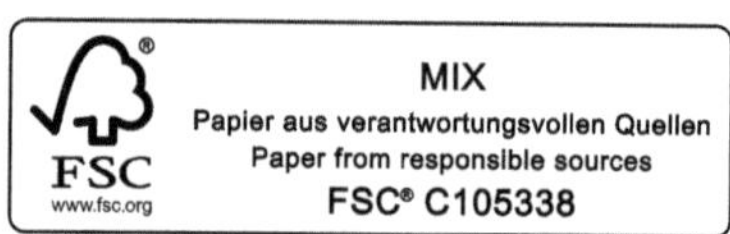

Printed by Books on Demand GmbH, Norderstedt / Germany